GASTON VASSY

A TOUS CEUX

QUI ONT

UNE BOUCHE

Variations sur les Dents.

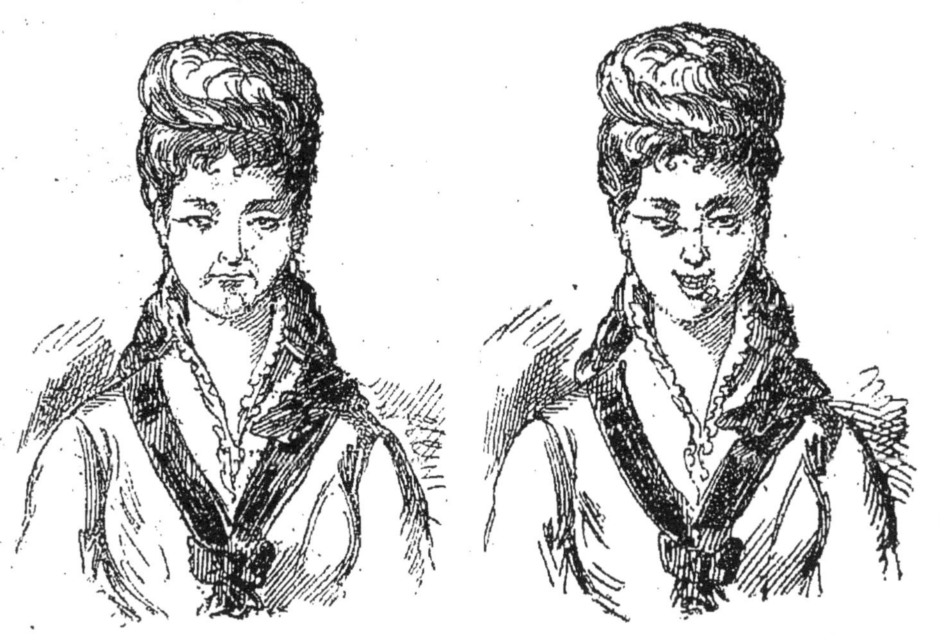

PARIS

CHEZ M. LOUIS ERNEST, CHIRURGIEN-DENTISTE

24, rue de la Chaussée-d'Antin.

1874

A TOUS CEUX

QUI ONT

UNE BOUCHE

Variations sur les Dents.

GASTON VASSY

A TOUS CEUX

QUI ONT

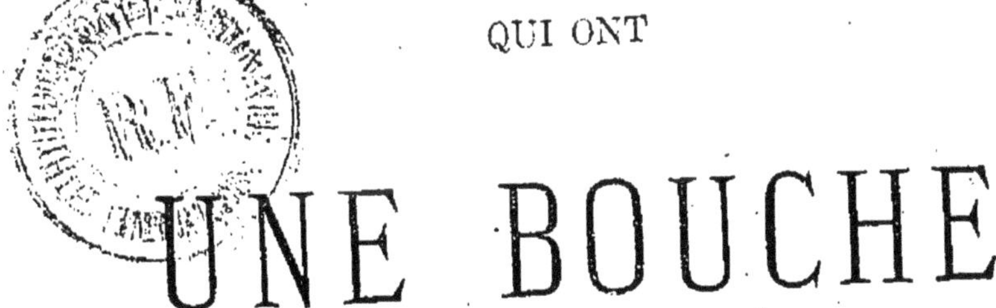

UNE BOUCHE

Variations sur les Dents

PARIS

CHEZ M. LOUIS ERNEST, CHIRURGIEN-DENTISTE

24, rue de la Chaussée-d'Antin.

—

1874

A TOUS CEUX

QUI ONT

UNE BOUCHE

AU LECTEUR

Je suis par métier, en ma qualité de journaliste, à l'affut de toutes les occasions de raconter au public des nouvelles inédites, de lui présenter des types intéressants, de lui faire connaître la célébrité de demain.

Lisez ce petit livre, et vous verrez que j'ai eu la main heureuse cette fois-ci.

M. Louis-Ernest, dont je vais vous entretenir, est une des plus curieuses personnalités qui soient venues depuis longtemps à Paris, et, par une double bonne aubaine, en même temps que je vais esquisser une vie intéressante, je suis à même de donner des renseignements de la plus grande utilité.

Cela n'arrive malheureusement pas tous les jours.

G. V.

A TOUS CEUX

QUI ONT

UNE BOUCHE

L'homme a trois espèces de dents... sans compter celles qui lui poussent contre ses meilleurs amis.

Ces trois espèces de dents, les molaires, les incisives et les canines, sont susceptibles, à un moment donné, de le faire souffrir autant les unes que les autres, et elles ne s'en font pas faute ; car, partez bien de ce principe, il n'y a rien de malicieux comme une dent.

Quand elle vous a bien torturé pendant des mois ou des années, causé des insomnies sans fin, conduit une douzaine de fois chez le dentiste, elle vous quitte un beau jour sans plus de cérémonie et tombe, vous laissant dans les gencives un vide désolant, bientôt suivi par d'autres vides.

Les dents, c'est comme les moutons de Panurge. Si l'on n'y fait pas attention, la première qui part donne le signal aux autres, et alors...

Alors, il faut avoir recours à l'artifice. Quelquefois, lorsqu'on s'adresse bien, on en arrive presque à se féliciter d'avoir perdu ses dents véritables; mais, lorsqu'on s'adresse mal!...

Voulez-vous un léger aperçu des désagréments auxquels vous vous exposez en vous mettant entre les mains d'un opérateur maladroit?

Primo : inflammation des gencives et douleur encore pire que le mal de dents;

Deuxièmement : danger de perdre, au milieu de la conversation la plus grave, son ratelier ou sa partie de ratelier ;

Troisièmement : embarras croissant de la prononciation, qui vous expose, — pour employer un terme qui appartient peut-être à la *langue verte*, mais qui exprime bien ce que nous voulons dire, — à *bafouiller*.

Quatrièmement : maux d'estomac, sans compter le risque d'avaler de temps à autre une de ses dents, ce qui est désastreux pour un estomac tant soit peu délicat.

*
* *

On ne saurait donc, lorsqu'on a par malheur perdu tout ou partie de sa dentition, choisir avec trop de soin l'opérateur auquel on s'adresse.

Pour vous en rendre compte, je vais, si vous le voulez bien, passer en revue les différents systèmes employés, tant en Europe qu'en Amérique, par la prothèse dentaire.

Ce fut Fauchard, un célèbre dentiste du siècle dernier, qui, le premier, s'occupa de cette branche si importante de son art. Il trouva bientôt des imitateurs dans tous les pays du monde. Mais alors, quels procédés grossiers et imparfaits, comparés à ceux d'aujourd'hui ! En ce temps-là, lorsqu'on voulait porter de fausses dents, il fallait se résoudre à se laisser introduire dans la bouche des crochets effroyablement gênants, des ligatures compliquées, tout un attirail de quincaillerie fait pour rendre enragé l'homme du caractère le plus doux. Les crochets surtout, quel mal n'ont-ils pas fait !

Ces appendices, véritables griffes, embrassent plus ou moins exactement les dents saines, tandis que leurs extrémités, libres et pointues, se logent dans les espaces intermédiaires. Or, par leur pression, presque inévitablement ils chassent ou font dévier la dent de support, ou bien ils déterminent l'usure, la carie et la chute.

Par leur défaut fréquent d'ajustement exact autour de la dent, et par le déplacement subséquent de celle-ci, il se présente un intervalle dans lequel la gencive irritée s'insinue et cause des douleurs atroces.

Malgré ces inconvénients, palpables, évidents, il y a encore des praticiens assez arriérés pour employer presque exclusivement le crochet : le public, auquel ils annoncent qu'ils le fabriquent en matières toutes plus précieuses les unes que les autres, s'y laisse prendre le plus souvent.

***

Après le crochet, vient le pivot; encore un petit système que je suis étonné de ne pas voir rejeté et absolument abandonné. Jugez-en :

Exclusivement destinées à remplacer les dents incisives et médianes, les dents à pivot demandent une préparation préliminaire des racines sur lesquelles on veut les adapter. Cette opération, quoique non douloureuse, produit cependant un agacement tel à certaines personnes, qu'elles ne peuvent le supporter. Est-il besoin d'ajouter que, les racines devant être parfaitement saines, et cette union n'étant souvent pas durable, l'usage des dents à pivot ne vaut guère mieux que celui des dents à crochet.

Je vous fais grâce de la description de deux ou trois autres systèmes tout aussi pernicieux, car je n'ai nullement l'intention d'être technique ; il me suffit de vous avoir montré combien il faut se méfier des charlatans qui ont chacun un système, — un système invariablement dangereux, — et surtout de ceux qui essaient d'opérer une sorte de réaction en faveur des anciens procédés, pour faire pièce à ceux de leurs concurrents qui ont su innover.

En quoi sont faites les fausses dents.

Le choix d'un praticien habile et d'un mode
de dentier rationnel est déjà une question fort
importante. Mais une autre qui ne l'est pas moins,
c'est celle de la matière avec laquelle les dents
postiches sont fabriquées.

Vous ne sauriez croire quelles substances
bizarres le charlatanisme ose parfois employer
pour arriver au bon marché. J'ai connu autre-
fois à un acteur célèbre, — aussi célèbre par
son talent que par son éternelle jeunesse, —
un dentier en porcelaine! Il en était même
très fier, car avec cela il avait des dents d'une
blancheur irréprochable.

Ce fameux dentier lui a donné un jour l'occa-
sion de faire un mot charmant, qui a, je crois,
été imprimé.

Quoi qu'il en soit, le voici:

Un jour que le ratelier faisait tout spécialement souffrir son propriétaire, celui-ci finit par

l'ôter résolument et par le fourrer dans la poche de derrière de sa redingote. Puis il se mit à causer le dos à la cheminée.

Au bout d'une demi-heure, il se sentit fatigué, et éprouva le légitime besoin de s'asseoir. Mais à peine avait-il effleuré la chaise qu'il se releva en poussant un cri étranglé.

— Qu'avez-vous? lui demanda-t-on de toutes parts.

— Rien, rien, répondit-il d'abord. Puis, d'un ton de grande mélancolie :

— Presque rien, du moins.... je me suis mordu!...

Depuis, M. X... a renoncé à son dentier en porcelaine, pour en porter un comme tout le monde,—comme tout le monde qui a perdu ses dents.

* *
*

Revenons aux diverses matières qui s'emploient pour la fabrication des dents postiches.

Dents d'hippopotame.

La plus connue est la dent d'hippopotame. Si la défense de l'hippopotame n'occupe point le premier rang que quelques dentistes lui ont assigné, à coup sûr, elle ne mérite pas le discrédit dont quelques autres ont cherché à la frapper. Composée à la fois d'éléments organiques et calcaires, la dent de l'hippopotame est d'un grain fin et serré, d'un aspect blanc, légèrement nuancé en gris ou en jaune, et devenant transparent par l'imbibition des liquides; elle est susceptible d'un poli doux et brillant, et peut enfin, par le travail, recevoir les formes les plus variées et les plus délicates. Avec les dents d'hippopotame, la mastication se fait très-facilement: seulement, si elles n'ont pas été habilement sculptées, elles paraissent trop dans la bouche ou, pour mieux dire, elles se détachent mal les unes des autres et ne présentent point ces reliefs qui caractérisent les dents naturelles. Puis, par l'usage, elles s'altèrent peu à

peu et, dans certains cas, se ramollissent com-
plètement. Leur qualité est très-variable suivant
les conditions dans lesquelles a vécu l'animal
auquel elles appartenaient. Si celui-ci a été
trop vorace et s'est donné trop d'indigestions de
lotus, s'il s'en est suivi des maladies constitu-
tionnelles qui l'ont attaqué jusqu'aux os, c'est
vous qui subissez le contre-coup de ces excès.
Je n'insisterai pas sur ce qu'il y a de lamentable
à souffrir toute sa vie, parce qu'un pachyderme
d'un volume considérable, auquel on n'a même
pas été présenté, a mené une existence répré-
hensible dans les eaux bleues du Gange.

Nous devons ajouter qu'un dentiste de grand
talent dont il est question dans notre préface et
dont nous parlerons plus loin, M. Louis Ernest,
a trouvé un procédé chimique pour remédier à
cet inconvénient et pour solidifier la dent de
l'hippopotame, de façon à empêcher l'acide sali-
vaire de l'amollir ou de la corrompre.

Dents minérales.

Les dents minérales ou incorruptibles qui font concurrence aux dents d'hippopotame, sont devenues aujourd'hui, par leurs avantages, autant que par le perfectionnement apporté à leur fabrication, une des principales richesses de l'odontechnie. Ces dents présentent entre elles d'innombrables variétés qui portent tantôt sur la couleur, tantôt sur la nuance, tantôt sur la forme, suivant leur mode de composition et de fabrication.

On peut même dire que chaque fabricant possède à lui seul un et plusieurs genres de dents minérales, et l'on n'a que l'embarras du choix.

Néanmoins ce choix n'est pas indifférent; car, eu égard à leur degré d'imitation et de solidité, toutes ne sont pas également bonnes et également belles. S'il en est qui, par la finesse et la transparence de leur pâte, par la délicatesse de leurs nuances, r la vérité de leurs formes, ne laissent rien à envier aux dents naturelles, il y en a d'autres dont l'aspect dur, brillant et métallique, rappelle celui de certains émaux. On comprend qu'avec celles-là il n'y a pas d'illusion possible, et les plus mauvais plaisants ont le droit de dire :

— Voici un monsieur qui a acheté ses dents à Limoges ou à Montereau !

Quant à leur solidité, on ne peut en juger que par l'usage. C'est une loterie.

La grande qualité des dents minérales, c'est de ne jamais s'altérer.

*
* *

Dents naturelles.

Beaucoup de personnes, au lieu d'employer une des méthodes ci-dessus, préfèrent le procédé de la *transplantation*. Le mot indique bien en quoi le procédé consiste :

A la place où manque une vraie dent, c'est

une vraie dent qu'on met. Bien appliquées à la bouche, ces dents ne peuvent être distinguées des autres.

Ce qui est à craindre, c'est qu'elles n'aient, lors de la transplantation, des principes de carie en elles. Il est déjà fort amer de souffrir de ses propres dents, mais il est atroce de souffrir des dents d'un inconnu, des dents d'un créancier peut-être !

Il y a, au sujet de la transplantation des dents, une bonne histoire, peut-être pas très-neuve, mais toujours très-amusante.

Une jeune veuve, fort coquette, recevait les hommages de plusieurs soupirants. L'un d'eux venant un matin lui faire sa visite, la trouva toute en pleurs et le visage bouleversé.

— Qu'avez-vous, Madame? s'écria-t-il, à la vue de tant de douleur.

La veuve hésita longtemps. Puis, pressée par les supplications de son adorateur, elle finit par ôter de devant sa bouche rose le mouchoir qui

la cachait et montra ses dents : une des trente-
deux perles manquait à l'écrin !

Et sur le devant, tout sur le devant ! Le matin
même l'imprudente l'avait brisée sur un noyau
qu'elle s'était amusée à vouloir broyer.

— Si encore je pouvais la faire remplacer !
dit-elle après le récit de son malheur. On m'af-
firme qu'une dent semblable, fraîchement arrachée à une autre personne, prendrait racine dans
ma machoire... mais où trouver quelqu'un d'assez stoïque, quelqu'un d'assez dévoué ? Ah !
que je suis malheureuse !

Le monsieur sortit comme un homme qui a
pris un grand parti.

Une heure après, il revenait tenant à la main
une charmante bonbonnière qu'il présenta à la
jeune femme.

Elle l'ouvrit,... la boîte contenait une incisive
fraîchement arrachée...

— Oh ! quel bonheur ! s'écria-t-elle en s'en
emparant.

Le monsieur eut un sourire de martyr qui découvrit sa machoire, veuve elle aussi, d'une dent. Le malheureux venait de se faire extraire celle qu'il apportait à la dame de ses pensées.

— Oh! que vous êtes laid! s'écria la veuve. Fi! je ne pourrai plus jamais vous aimer ainsi...

Et le pauvre amoureux, trop dévoué, perdit à la fois sa dent et sa future.

*
* *

Après ce canevas de vaudeville, rappelle-rons nous un drame?

L'une des héroïnes des *Misérables* de Victor Hugo, Fantine, se faisant arracher deux dents pour payer les mois de nourrice de sa fille Co-sette, pour laquelle les Thenardier la pressent et la menacent...

Les dents que Fantine, la pauvre fille-mère, se faisait arracher pour dix francs, étaient des-tinées à aller sur la machoire d'une grande dame:

Réparer des ans l'irréparable outrage!

Les dents comme il faut les choisir.

Mesdames et Messieurs qui avez eu des accidents, méditez ce qui suit: je vais vous donner pour rien un vrai conseil dont vous me remercierez.

Je vais vous indiquer un endroit où vous n'aurez qu'à aller, qu'il vous manque seulement une incisive, une canine ou une molaire, ou que vous ayiez la bouche complétement dégarnie....

Cela ne fait absolument rien.

Là, à la simple inspection de votre machoire, on se rendra bien compte de l'aspect général de vos dents et de vos gencives. En une minute, on modèlera la partie qui manque, l'œuvre sera créée. — Ensuite, dans le silence de l'atelier, on lui donnera la couleur et l'apparence du naturel. Le lendemain, la pièce sera remise en place et vous verrez quelle légèreté, quelle inaltérabilité !

Cette fois-ci, ce ne sera pas une composition

quelconque, recouverte d'un émail parfois grossier et souvent mal adhérent. Ce sera d'émail même que sera composée la pièce. — Un émail dont l'artiste auquel je vous adresse a le secret, et qui est léger comme un souffle, tout en étant aussi résistant que le diamant.

De l'article d'un journaliste qui s'y connaît et qui a étudié ce système, j'extrais les lignes qui suivent :

« Elles coupent le verre et ne se brisent pas sous le marteau. Façonnées spécialement pour chaque personne, prenant la teinte demandée, nacrées ou pâles, blanches ou ambrées, elle sont l'imitation parfaite de la nature et ne troublent pas l'harmonie du visage, comme ces dents uniformes que de maladroits opérateurs veulent imposer indistinctement à la bouche de la jeune fille ou du vieillard. »

En vous donnant le nom de ce dentiste, ce n'est pas une réclame que je fais, pas plus que je n'en ferais en faisant connaître l'inventeur qui auraittrouvé moyen de guérir du choléra ou de détruire le phylloxera. J'ai conscience de rendre un service.

M. Louis Ernest, — c'est son nom, -- mérite, du reste, à tous égards, une notice biographique. Je la dois, non-seulement à son mérite, mais à la complaisance avec laquelle il m'a donné, lorsque le hasard nous a fait rencontrer, tous les renseignements que j'ai publiés ci-dessus.

M. Louis Ernest

Médecin-dentiste Américain.

Récemment arrivé à Paris, après de longs voyages en Amérique, où il jouit de la plus grande célébrité, M. Louis Ernest vient demander à l'Europe la consécration de son système et de son talent. Il est encore tout jeune et a devant lui le plus bel avenir qu'ait jamais eu praticien, car, grâce à lui et à ses études incessantes, une véritable rénovation est en train de s'opérer dans l'odontechnie.

Il s'est installé dans un splendide appartement 24 rue de la Chaussée-d'Antin, véritable musée où sont réunis les chefs-d'œuvres de tous les artistes des deux mondes.

Vous verrez-là d'admirables toiles de maîtres dont il a pu acquérir les unes à prix d'or, grâce à la fortune qu'il a su gagner à l'âge où chacun cherche seulement sa voie, et dont les autres lui ont été offertes en gage de reconnaissance ou d'amitié.

Ameublement exquis, vaisselle plate somptueuse, chefs-d'œuvres de tout genre, tout est réuni dans cet appartement pour en faire une merveille de luxe et de goût.

En entrant là dedans, les élégantes qui viendront discrètement chercher une perle qui leur manque se sentiront dans un salon de leur monde.

Ajoutez à cela que M. Louis Ernest est, en même temps qu'un parfait gentleman, un des hommes les plus décorés de l'Europe. La rosette multicolore qu'il porte à sa boutonnière trahit la reconnaissance de plusieurs souverains qui lui ont eu des obligations...

M. Louis Ernest vous répondra à peu près dans tous les idiomes que vous lui parlerez. L'Espagnol, l'Anglais, l'Allemand, l'Italien, et bien d'autres langues lui sont également familières. Il a chez lui des journaux en toutes les langues qu'il parle, et qui tous lui ont rendu *proprio motu* un hommage mérité.

Voici au hasard quelques extraits de ces journaux :

« Le docteur Louis Ernest, dit la *Tribuna de Buenos-Ayres*, est l'inventeur de diverses préparations, grâce auxquelles il guérit radicalement les dents malades et considérées comme perdues. Nous l'avons vu opérer en notre présence et nous pouvons affirmer que nous n'exagérons rien.

Un autre journal de Rio-Janeiro s'excuse grandement, en commençant un article consacré à M. Louis Ernest, d'avoir un peu tardé à s'occuper de « la nouvelle célébrité. »

« Il a fallu, dit notre confrère Hispano-Américain, que toute la place disponible fût prise ces jours derniers par des nouvelles de la plus haute importance. »

Autre extrait, celui-là du *Journal de la Plata* :

« Nous avons en ce moment de passage dans notre ville le plus illustre des chirurgiens-dentistes qui y soit jamais venu. Nous avons vu hier un râtelier complet, fabriqué par lui d'après son système ; impossible d'arriver à plus haute perfection. La voûte palatine en est si bien faite et si forte que l'on peut briser avec les dents n'importe quel objet, si dur qu'il soit.

D'autres journaux hispano-américains publient des lettres de malades reconnaissants qu'a guéris M. Louis-Ernest.

L'un constate que M. Ernest a été nommé chirurgien-dentiste de S. M. le roi de Portugal, et de S. A. R. le duc de Montpensier et l'en félicite. Ainsi de suite à remplir un volume.

*
* *

Au cours de ses longs voyages, M. Louis Ernest a été le héros des aventures les plus curieuses. Je vais vous en raconter trois ou quatre; vous verrez que rien n'est plus intéressant.

Il y a quatre ou cinq ans, M. Louis Ernest se trouvant dans l'Amérique du Nord, fut fait prisonnier avec ses compagnons, par une bande d'Indiens Apaches. Il allait évidemment être scalpé et appliqué au poteau de torture, absolument comme cela se passe dans les romans de Fenimoore Cooper, lorsqu'il aperçut tout à coup, au pied d'un arbre gigantesque, un sachem qui se couvrait la bouche d'une large feuille d'arbre, avec toutes les apparences d'une souffrance des plus aigues.

— Bon, dit M. Louis Ernest à ses compagnons, il a mal aux dents. S'il parle seulement un peu anglais nous sommes sauvés.

Et il s'approcha du chef et entama la conversation avec lui.

Par bonheur le sachem, lequel était orné du nom de l'*Aigle des Bois*, s'était trouvé, dans sa longue existence, en relations avec un certain nombre de yankees auxquels il avait escamoté leurs chevelures. Cet exercice lui avait appris quelques mots d'anglais, si bien qu'on put s'entendre.

M. Louis Ernest lui proposa de le guérir instantanément. Le Peau-Rouge accepta, en lui promettant sa grâce et celle de ses amis, sans compter la bénédiction du *Manitou*, s'il réussissait.

M. Louis-Ernest commença par exécuter des passes magiques, après avoir fait ouvrir une bouche énorme au vénérable vieillard.

Puis tout à coup, introduisant sa clef dans l'orifice béant, il en extirpa en un clin-d'œil une molaire de formidable dimension :

— Och! fit le chef.

Il ne faudrait n'avoir jamais lu Cooper pour ne pas savoir que lorsqu'un Peau-Rouge fait « och ! » c'est qu'il est satisfait.

M. Louis Ernest et ses compagnons étaient libres dix minutes après. Le chef avait en signe

de reconnaissance, donné son calumet au dentiste américain, M. Ernest peut vous le montrer

.

Une autre fois, dans une rue de Chicago, la
même clef servit à M. Louis Ernest à exercer
une vengeance des plus amusantes.

Comme il passait par un coin sombre, il re-
çut soudainement deux coups de révolver: les
balles se logèrent dans ses habits.

Avant que le malfaiteur eût pu tirer son
troisième coup, M. Louis Ernest s'élança sur lui
et le désarma, puis:

— Mon bonhomme, lui dit-il, tu viens de
tenter de m'assassiner pour me voler ma bourse.
J'ai droit de te punir. Ou je vais te brûler la cer-
velle, ou, avec l'instrument que voici, je vais
t'arracher quatre dents de devant.

Le voleur commença par gémir, par supplier,
puis finit par se résigner à perdre ses dents que

M. Ernest lui extirpa avec sa légèreté de main ordinaire.

L'homme s'en allait tout confus et naturellement désarmé, quand M. Louis-Ernest le rappela :

— Ecoute un peu, mauvais rodeur, lui dit-il... tu es suffisamment châtié comme cela ; Viens me voir demain matin à neuf heures, et je remplacerai tes dents.

Et il lui jeta son adresse.

L'homme connaissait M. Louis Ernest de réputation, comme toute la ville. Il n'eut garde de manquer au rendez-vous, car il tenait essentiellement à ses avantages physiques.

Le surlendemain, ses quatre dents étaient remplacées par quatre autres du plus pur émail.

— Vous ne sauriez croire me disait M. Louis-Ernest, en terminant cette histoire, quel sucès le gaillard obtient auprès des femmes depuis ce temps-là !

*
* *

Troisième anecdote :

Etant à Valparaiso, M. Louis Ernest a posé des rateliers complets à toute une famille, composée du père, de la mère et de cinq filles. Chose bizarre, tous sept avaient d'aussi mauvaises dents.

Grâce à celles qu'il leur a données en place, trois des filles ont put se marier, et la quatrième qui avait une fort belle voix, est entrée au théâtre. Elle est actuellement première chanteuse à l'opéra de Lima.

*
* *

M. Louis Ernest a bien une centaine d'histoires comme cela. Je ne puis résister au plaisir d'en citer une dernière. Je dois vous avouer du reste qu'il n'a pas voulu me jurer que celle-là fût vraie : aussi je lui en laisse toute la responsabilité.

Donc la scène suivante se passait il y a temps au buffet de la gare de Boulogne ;

Un couple anglais y était descendu et se livrait aux douceurs d'un lunch soigné.

On sait ce que sont les dents des Anglais, des dents longues, larges et aigues, des dents d'ogres, des dents qui donnent le frisson.

Un voyageur les regardait avec ironie.

Arriva le dessert. Le garçon apporta des noisettes.

— Gaâçonne, dit l'Anglais, apportez-moâ le petite instrumente pour casser...

— Peuh ! dit le Français en *a parte*, ils ont pourtant des dents assez longues.

L'Anglais entendit et piqué au jeu, se leva, puis, prenant une des noisettes, il vint devant le voyageur et la cassa, non sans une affreuse grimace, entre ses maxillaires.

Il était resté du dîner des Anglais un énorme os de gigot ; le français le prit sans affectation, en plaça le gros bout entre ses dents et d'un seul coup le trancha net.

— Aoh ! dit l'Anglais avec fureur, en saisissant à son tour l'os contre lequel il s'escrima vainement.

Pendant ce temps, l'autre avait pris le plat d'argent sur lequel on avait servi le dessert et y avait imprimé profondément ses incisives.

L'Anglais s'avoua vaincu.

— Et maintenant, dit le Français, voulez-vous le secret de ma force ? Tenez, je vais vous le donner pour rien et de bon cœur.

Et, passant le doigt dans sa bouche, il retira un ratelier complet.

— Il ne tient qu'à vous d'avoir le pareil ajouta-t-il ; adressez-vous pour cela à M. Louis Ernest. Au moins, quand vous aurez des noisettes, vous serez à même de les croquer !

*
* *

M. Louis Ernest écrira peut-être quelque jour ses mémoires, et vous pouvez juger, par les spécimens ci-dessus qu'ils seront aussi utiles et instructifs qu'amusants.

Si vous voulez le voir et causer avec lui, vous le trouverez dans son magnifique appartement, 24, rue de la Chaussée-d'Antin.

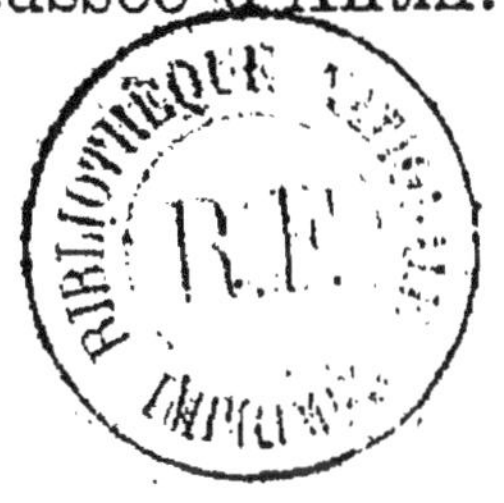

TABLE DES MATIÈRES

Paris. — Imp. Turfin et Ad. Juvet, 9, cour des Miracles.